MÉDITATION DE MARCHE ACTIVE POUR DÉBUTANTS

ÉLIMINE L'ANXIÉTÉ, AUGMENTE L'ESTIME DE SOI, AMÉLIORE LA RELAXATION AVANT DE S'ENDORMIR, L'ABONDANCE SPIRITUELLE

Jorge O. Chiesa

Table des matières

Introduction : *Méditation en marchant*

Dans cette méthode de méditation, vous serez en mesure d'acquérir non seulement les connaissances de base de la méditation de marche, mais aussi un pouvoir extrême pour vous élever et élever votre expérience intérieure et vos sentiments au-delà des traditions et des définitions.

La méditation de marche est généralement comprise comme un moyen de soulager le stress sur les jambes. Bien qu'il ait cet effet, ce n'est pas le seul sens de kinhin.

En position assise, les jambes peuvent s'engourdir ou s'endormir. Cela ne signifie pas que la circulation est mauvaise, bien au contraire. Il y a un vieux dicton dans le zen : "*Un feu qui commence dans les orteils et qui consume tout votre corps"*, c'est le sens de cet engourdissement. La plus petite chose - même les jambes qui s'endorment - est un sujet de recherche dans notre entraînement Zen.

Une vieille question dit : *"Pouvez-vous rendre votre corps aussi doux que celui d'un bébé ?* lorsque vos jambes et vos pieds sont engourdis, vous remarquerez que vos chevilles sont habituellement souples. Soyu Matsuoka-roshi, archevêque du Zen Soto d'Amérique du Nord, qui consistait en deux séances normales d'une heure avec Kinhin et sans parler - les deux jambes avaient complètement dormi pour le dernier gong. Quand je me suis accroupie, les deux pieds bourdonnaient dans mes chaussettes. Alors que je marchais vers l'autel, les orteils de mon pied droit rampaient sur le tapis et se penchaient vers l'endroit où je me tenais partiellement debout sur le dessus de mon pied, j'ai failli tomber ! Sensei m'a eu. Mon pied s'est réveillé, mais ça n'a pas fait mal.

Kinhin est l'extension de l'immobilité de zazen dans l'action de marcher. Dans votre esprit, vous devriez vous efforcer d'éliminer toute distinction entre les deux - ils sont plus semblables que différents.

Il y a un célèbre dicton zen, "Silence dans l'action - Silence dans l'action". Nous avons cette calligraphie de feu le Révérend Dr Soyu Matsuoka-roshi de cette expression. Ça dit aussi :"Le silence est le tonnerre - Mokurai." C'est la signification la plus essentielle de la méditation de marche - elle apporte la puissance de la méditation dans l'acte quotidien de la marche.

Il symbolise aussi le fait que le Bouddha marche autour de l'arbre de la bodhi après son illumination. C'est donc aussi votre "errance dans le monde des lumières", selon les mots de Dogen-Zenji, le fondateur du bouddhisme Zen Soto, pour la première fois.

Comment méditer en marchant ?

L'endroit où le Seigneur Bouddha a fait la méditation en marchant à Bodhgaya après son éveil existe toujours à ce jour. Son chemin faisait dix-sept pas de long. De nos jours, les moines de la forêt ont tendance à faire leurs chemins de méditation beaucoup plus longs - jusqu'à trente pas de long. Le débutant peut trouver trente pas trop longs parce que son attention ne s'est pas encore développée. Lorsque vous arrivez au bout du chemin, votre esprit peut avoir été "autour du monde et retour". Rappelez-vous que la marche est une posture stimulante et que, au début, l'esprit a tendance à beaucoup errer. Normalement, il est préférable pour les débutants de commencer avec un chemin plus court ; quinze pas seraient une bonne longueur.

Si vous faites une méditation en plein

air, cherchez un endroit isolé où vous ne serez pas distrait ou dérangé. Il est bon de trouver un sentier légèrement fermé. Il peut être distrayant de marcher dans un espace ouvert où il y a une vue, car l'esprit peut être attiré par le paysage. Si le chemin est fermé, il tend à conduire l'esprit vers l'intérieur, vers soi-même et vers la paix. Un espace clos est particulièrement adapté aux personnalités spéculatives qui aiment beaucoup réfléchir ; il aide à calmer leur esprit.

> ## *Préparer le corps et l'esprit*

Une fois que vous avez choisi un chemin approprié, tenez-vous à une extrémité. Tiens-toi droit. Mettez votre main droite sur la gauche devant vous. Ne marchez pas les mains dans le dos. Un professeur de méditation qui a visité le monastère où je séjournais a commenté un jour en voyant l'un des invités monter et descendre les mains dans le dos : "Il ne marche pas en méditation, il va faire une promenade. En plaçant vos mains devant vous, vous créez une détermination claire pour concentrer l'esprit sur la méditation de marche, pour la différencier de la simple marche. ‖

La pratique consiste d'abord à développer samādhi, un mot pali signifiant concentrer l'esprit, développer l'esprit à un - visant des degrés graduels d'attention et de concentration. Pour focaliser l'esprit, il faut être diligent et déterminé. Cela exige un certain sang-froid physique et mental. Vous commencez par vous composer en tenant vos mains devant vous. Composer le corps aide à composer l'esprit. Ayant ainsi composé le corps, il faut alors rester immobile et apporter conscience et attention au corps. Puis levez les mains en anjali, un geste de respect, et les yeux fermés, réfléchissez quelques minutes sur les qualités du Bouddha, du Dhamma et du Saṅgha.

Voici, tu t'es réfugié dans le Bouddha, le

Sage, Celui qui connaît et voit, l'Eveillé, le Pleinement illuminé. Réfléchissez dans votre cœur sur les qualités du Bouddha pendant quelques minutes. Alors souvenez-vous du Dhamma - La Vérité que vous vous efforcez de réaliser sur le chemin de la méditation de marche. Enfin, rappelez-vous Saṅgha, en particulier ceux qui sont pleinement éclairés et qui ont réalisé la Vérité en cultivant la méditation.

Posez ensuite vos mains devant vous et déterminez mentalement combien de temps vous allez "méditer la marche", que ce soit une demi-heure, une heure ou plus. Peu importe combien de temps vous décidez de marcher, tenez bon. De cette façon, vous nourrissez l'esprit dans cette première étape de méditation avec enthousiasme, inspiration et confiance.

Les grands bienfaits de la méditation active

Le Bouddha a parlé des cinq bienfaits de la méditation de marche. Dans l'ordre dans lequel vous les avez énumérés dans ce Sutta, ils sont les suivants : la méditation de marche développe l'endurance pour marcher de longues distances ; elle est bonne pour l'effort ; elle est saine ; elle est bonne pour la digestion après un repas ; et la concentration acquise par la méditation de marche dure longtemps.

Le premier avantage de la méditation de marche est qu'elle conduit à l'endurance à distance de marche. C'était particulièrement important à l'époque du Bouddha, lorsque la plupart des gens voyageaient à pied. Le même Bouddha allait régulièrement d'un endroit à l'autre, marchant jusqu'à seize kilomètres par jour. Il a donc recommandé que la méditation de marche soit utilisée comme un moyen de développer la condition physique et l'endurance pour la marche sur de longues distances. Les moines de la forêt errent encore de nos jours ; en thaïlandais, on l'appelle tudong. Ils prennent leurs bols et leurs tuniques et marchent, à la recherche d'endroits isolés pour méditer. En préparation à l'errance, vous augmentez progressivement la quantité de méditation à mesure que vous marchez pour développer votre condition physique et votre endurance. Augmentez le nombre d'heures de méditation en marchant par jour à au moins cinq ou six heures.

➢ L'effort

L'effort, en particulier pour surmonter la somnolence, est le deuxième avantage. En pratiquant la méditation assise, les méditants peuvent tomber dans des états calmes, mais s'ils sont "trop calmes", ils peuvent commencer à s'endormir. Sans attention et conscience, la méditation, même si elle se sent paisible, peut devenir maladroite parce qu'elle a été vaincue par la paresse et la léthargie. La marche méditative peut contrecarrer cette tendance.

Ajahn Chah avait l'habitude de recommander qu'une fois par semaine, nous restions éveillés toute la nuit, assis et faisant de la marche méditative toute la nuit. Nous avions tendance à être très endormis autour d'une ou deux heures du matin, alors Ajahn Chah nous a recommandé de faire la méditation en marchant à reculons pour surmonter la somnolence, on ne s'endort pas en marchant à reculons ! Une fois au monastère de Bodhinyana en Australie-Occidentale, je suis parti tôt un matin, vers cinq heures du matin, pour faire de la méditation à pied et j'ai vu un laïc, qui restait pour la retraite de la pluie au monastère, faire de la méditation en montant et descendant le long du mur de six pieds de haut devant le monastère. En m'efforçant d'être attentif à chaque pas, je surmontais la somnolence en développant un sens aigu de la vigilance, de l'effort et du zèle.

➢ *Santé*

Le Bouddha a dit que la méditation de marche conduit à une bonne santé. C'est le troisième avantage. Nous sommes tous conscients que la marche est considérée comme une très bonne forme d'exercice. Aujourd'hui, nous entendons même parler de marche rapide. Eh bien, nous parlons ici de "méditation de pouvoir", développant la méditation de marche comme un exercice à la fois physique et mental. Mais pour obtenir les deux avantages, nous devons sensibiliser les gens au processus de la marche, plutôt que de simplement marcher et laisser l'esprit s'éloigner en pensant à d'autres choses.

➤ *Digestion*

Le quatrième avantage de la méditation de marche est qu'elle est bonne pour la digestion. Ceci est particulièrement important pour les moines qui mangent un repas par jour. Après un repas, le sang va dans l'estomac et s'éloigne du cerveau. Pour qu'on se sente endormi. Les moines de la forêt soulignent qu'après un repas, il faut faire quelques heures de marche méditative, car marcher de haut en bas favorise la digestion. Pour les méditants laïcs aussi, si vous avez eu un repas copieux, au lieu d'aller au lit, sortez et faites une heure de méditation à pied. Il aidera au bien-être physique et fournira l'occasion de cultiver l'esprit.

➤ *Concentration*

Le cinquième avantage important de la méditation de marche est que la concentration qui résulte de la méditation de marche est maintenue pendant longtemps. La posture de marche est une posture méditative relativement grossière ou complexe par rapport à la position assise. En position assise, il est facile de maintenir la posture. Nos yeux sont fermés, il n'y a donc pas de stimuli sensoriels visuels, et nous ne sommes impliqués dans aucun mouvement du corps.

Par conséquent, s'asseoir, comparé à marcher, est une posture plus simple en termes d'activités impliquées. Il en va de même pour la position debout et couchée, car il n'y a pas de mouvement. Si l'on a développé la concentration uniquement dans la posture assise, quand on se lève de cette position et qu'on commence par des mouvements corporels comme la marche, il est plus difficile de maintenir cet état de concentration. C'est parce qu'on passe d'un état raffiné à un état plus grossier. Au fur et à mesure que nous marchons, il y a beaucoup plus d'informations sensorielles.

Nous regardons où nous allons ; il y a

donc une entrée visuelle. Il y a aussi une contribution sensorielle du mouvement corporel. Par conséquent, si nous pouvons concentrer le mental pendant que nous marchons et recevoir tous ces stimuli sensoriels, alors quand nous passons de cette posture à une posture plus simple, la concentration devient plus facile à maintenir. C'est-à-dire que lorsque nous nous asseyons, la force du mental et la puissance de cette concentration se transmettent facilement à cette posture. Par conséquent, la méditation de marche peut aider à développer la force et la clarté de l'esprit, et une concentration qui peut conduire à d'autres postures de méditation moins actives.

Méditation de marche....

La plupart des gens en Occident associent la méditation au silence. Mais les enseignements bouddhistes traditionnels identifient quatre postures de méditation : s'asseoir, marcher, se tenir debout et s'allonger. Tous les quatre sont des moyens valables pour cultiver une conscience claire et claire du moment présent. La posture de méditation la plus courante après la position assise est la marche. Dans les centres de méditation et les monastères, des salles intérieures et des sentiers en plein air sont souvent construits pour la méditation à pied. Dans les retraites de méditation, la méditation de marche régulière fait partie intégrante du programme. Dans la pratique en dehors des retraites, certaines personnes incluront la marche dans leur pratique quotidienne de méditation, par exemple, dix ou vingt minutes de marche avant de s'asseoir, ou la marche méditative au lieu de s'asseoir.

La méditation de marche apporte un certain nombre d'avantages en plus de cultiver la pleine conscience. Il peut s'agir d'un moyen utile d'accroître la concentration, peut-être en appui à la pratique assise. Lorsque nous sommes fatigués ou paresseux, la marche peut être revigorante. Les sensations de la marche peuvent être plus convaincantes que les sensations plus subtiles de la respiration en position assise. La marche peut être très utile après un repas, au réveil ou après une longue période de méditation assise. En période de fortes émotions ou de stress, la méditation à pied peut être plus relaxante que la position assise. Un avantage supplémentaire est que, lorsqu'elle est pratiquée pendant de longues périodes, la méditation de marche peut augmenter la force et l'endurance. Les gens ont une variété d'attitudes à l'égard de la méditation de marche. Certaines personnes le prennent facilement et le trouvent délicieux. Pour beaucoup d'autres, l'appréciation de cette forme de méditation prend un certain temps ; c'est un "goût acquis". Cependant, d'autres voient ses bienfaits et pratiquent la méditation de marche même s'ils ne l'aiment pas beaucoup.

Pour faire de la méditation formelle en marchant, trouvez un sentier d'environ 30 à 40 pieds de long, et marchez simplement d'un côté à l'autre. Lorsque vous arrivez à la fin de votre parcours, arrêtez-vous complètement, faites demi-tour, arrêtez-vous de nouveau, puis recommencez. Gardez les yeux baissés sans rien regarder en particulier. Certaines personnes trouvent utile de garder les paupières à moitié fermées. Nous sommes stressés en marchant d'un côté à l'autre sur un seul chemin au lieu d'errer parce qu'autrement une partie de l'esprit aurait à négocier le chemin. Il faut un certain effort mental pour, disons, éviter une chaise ou marcher sur un rocher. Lorsque vous marchez d'un côté à l'autre, vous connaissez rapidement l'itinéraire et la partie de l'esprit qui résout les problèmes peut être mis au repos.

Marcher en cercle est une technique qui est parfois utilisée, mais l'inconvénient est que la continuité d'un cercle peut cacher un esprit errant. En marchant d'avant en arrière, la petite interruption quand vous vous arrêtez au bout de votre chemin peut vous aider à attirer votre attention si vous avez erré. En marchant d'un côté à l'autre, trouvez un rythme qui vous donne un sentiment d'aisance. Je conseille généralement de marcher plus lentement que d'habitude, mais le rythme peut varier. La marche rapide peut apporter un plus grand sentiment d'aisance lorsque vous êtes agité. Ou la marche rapide peut être appropriée lorsque vous avez sommeil. Lorsque l'esprit est calme et alerte, marcher lentement peut sembler plus naturel. Votre vitesse peut changer pendant une période de méditation de marche.

Voyez si vous pouvez sentir le rythme qui vous garde plus intime et attentif à l'expérience physique de la marche. Après avoir trouvé un rythme de tranquillité, laissez votre attention s'installer dans le corps. Parfois, je trouve relaxant de penser à laisser mon corps m'emmener faire une promenade. Une fois que vous vous sentez connecté à votre corps, laissez votre attention se fixer sur vos pieds et vos jambes. Dans la méditation assise, il est courant d'utiliser l'alternance des sensations d'inspiration et d'expiration comme une "ancre" qui nous maintient dans le présent. Dans la méditation de marche, l'accent est mis sur le pas alternatif des pieds.

Avec votre attention sur vos jambes et vos pieds, ressentez les sensations de chaque pas. Sentez vos jambes et vos pieds tendus lorsque vous levez la jambe. Sentez le mouvement de votre jambe pendant qu'elle se balance dans l'air. Sentez le contact du pied avec le sol. Il n'existe pas d'expérience "juste". Il suffit de voir ce que l'expérience vous fait ressentir. Chaque fois que vous remarquez que l'esprit s'est égaré, ramenez-le aux sensations de la marche des pieds. Avoir une idée du rythme des pas peut aider à maintenir une continuité de conscience.

Pour vous aider à rester présent, vous pouvez porter une étiquette mentale silencieuse pour vos pas lorsque vous marchez. L'étiquette peut être "step, step" ou "left, right". L'étiquetage occupe l'esprit pensant avec une forme rudimentaire de pensée, de sorte qu'il est moins probable que l'esprit s'éloigne. L'étiquetage pointe également l'esprit vers ce que vous voulez observer. Remarquer la "marche" vous aide à remarquer vos pieds.

Si après un certain temps vous réalisez que vous dites "droite" pour le pied gauche et "gauche" pour le pied droit, vous savez que votre attention a été perdue. Lorsque vous marchez plus lentement, vous pouvez essayer de diviser chaque étape en phases et d'utiliser les étiquettes traditionnelles "lever, placer". Pour marcher très lentement, vous pouvez utiliser les étiquettes "lever, déplacer et placer".

Essayez de consacrer votre attention aux sensations de la marche et lâchez tout le reste. Si des émotions ou des pensées puissantes surgissent et attirent votre attention loin des sensations de la marche, il est souvent utile d'arrêter de marcher et de s'en occuper. Quand ils ne sont plus convaincants, vous pouvez retourner à la méditation de marche. Vous pouvez également trouver quelque chose de beau ou d'intéressant qui attire votre attention lorsque vous marchez. Si vous ne pouvez pas lâcher prise, arrêtez de marcher et faites la méditation de "recherche". Continuez à marcher quand vous avez fini de regarder.

Certaines personnes trouvent que leur esprit est plus actif ou distrayant lorsqu'elles marchent que lorsqu'elles sont assises pour méditer. Cela peut s'expliquer par le fait que la marche est plus active et que les yeux sont ouverts. Si oui, ne vous découragez pas et ne pensez pas que marcher est moins utile. En fait, il peut être plus utile d'apprendre à pratiquer avec votre esprit plus quotidien. Vous pouvez entraîner votre esprit à être présent chaque fois que vous marchez. Certaines personnes choisissent des activités spécifiques dans leur routine quotidienne pour pratiquer la méditation à pied, comme marcher dans un couloir à la maison ou au travail, ou de leur voiture à leur travail.

Dans notre vie quotidienne, nous passons plus de temps à marcher qu'à rester assis les yeux fermés. La marche méditative peut servir de pont puissant entre la pratique de la méditation et la vie quotidienne, en nous aidant à être plus présents, attentifs et concentrés dans les activités ordinaires. Elle peut nous reconnecter à la simplicité de l'être et à la veille qui en découle.

Les objets de la méditation

Le Bouddha a enseigné quarante objets de méditation différents, dont beaucoup peuvent être utilisés sur le chemin. Cependant, certains sont plus appropriés que d'autres. Je discuterai ici de certains de ces objets de méditation, en commençant par ceux qui sont les plus fréquemment utilisés.

La première méthode est la prise de conscience de la posture lors de la marche. En marchant, portez toute votre attention sur la plante de vos pieds, sur les sensations et les sentiments qui apparaissent et disparaissent. Au fur et à mesure que vous marchez, la sensation va changer. Au fur et à mesure que le pied se lève et revient en contact avec le sentier, une nouvelle sensation apparaît. Soyez conscient de cette sensation sur la plante de votre pied. Encore une fois, lorsque le pied se lève, remarquez mentalement la nouvelle sensation au fur et à mesure qu'elle se manifeste. Lorsque vous soulevez chaque pied et que vous le posez vers le bas, connaissez les sensations que vous ressentez. A chaque nouvelle étape, de nouveaux sentiments sont ressentis et les anciens cessent d'exister. Celles-ci doivent être connues avec soin. A chaque pas, il y a un nouveau sentiment ressenti : le sentiment qui surgit, le sentiment qui disparaît ; le sentiment qui surgit, le sentiment qui disparaît.

Avec cette méthode, nous prêtons attention à la sensation de marcher en soi, à chaque pas que nous faisons, sur le site vedanā (sensations agréables, désagréables ou neutres). Nous sommes au courant de tout type de vedanā qui se pose sur la plante des pieds. Quand on se lève, il y a une sensation, une sensation de contact avec le sol. Ce contact peut causer de la douleur, de la chaleur ou d'autres sensations. Nous portons notre attention sur ces sentiments, en les connaissant parfaitement. En levant le pied pour faire un pas, la sensation change dès que le pied perd contact avec le sol. Lorsque nous posons ce pied vers le bas, une nouvelle sensation apparaît lorsque le pied entre en contact avec le sol. Au fur et à mesure que nous marchons, les sentiments changent constamment et remontent. Nous regardons de près quand cela se produit et disparaît lorsque la plante des pieds s'élève ou touche le sol. De cette façon, nous gardons toute notre attention uniquement sur les sensations qui surviennent lors de la marche.

Avez-vous déjà remarqué avant les sensations dans vos pieds en marchant ? Ils se produisent chaque fois que nous marchons, mais nous avons tendance à ne pas remarquer ces choses subtiles dans la vie. Quand nous marchons, nos esprits ont tendance à être ailleurs. La marche méditative est un moyen de simplifier ce que nous faisons quand nous le faisons. Nous amenons l'esprit à "l'ici et maintenant", en étant "un avec la marche pour marcher". Nous simplifions tout, nous calmons l'esprit en connaissant simplement le sentiment tel qu'il va et vient.

Il est important de se rappeler que lorsque vous marchez, vous devez baisser les yeux d'un mètre et demi. Ne regarde pas autour de toi distrait par ceci ou cela. Maintenez la conscience de la sensation sur la plante de vos pieds et, de cette façon, développez une attention concentrée et une connaissance claire de la marche tout en marchant. Ajahn Chah recommande de marcher naturellement, ni trop lentement ni trop vite. Si vous marchez vite, vous aurez peut-être beaucoup de difficulté à vous concentrer sur le sentiment que la sensation va et vient. Vous devrez peut-être ralentir. D'un autre côté, certaines personnes peuvent avoir besoin d'accélérer. Tu dois trouver ton propre rythme, tout ce qui te convient. Vous pouvez commencer lentement au début, puis atteindre progressivement votre rythme de marche normal.

Si votre attention est faible (ce qui signifie que votre esprit erre beaucoup), alors marchez très lentement jusqu'à ce que vous puissiez rester dans le moment présent de chaque pas. Commencez par attirer l'attention au début de la route. Quand vous arrivez au milieu de la route, et que vous vous demandez mentalement : "Où est mon esprit ? est-il dans la sensation sur la plante de mes pieds ? est-ce que je connais le contact ici et maintenant, à ce moment précis ? Quand vous arrivez au bout de la route, faites demi-tour lentement et restaurez votre attention. Où est l'esprit ? Il s'est éloigné ? Vous connaissez la sensation sur la plante de vos pieds ? L'esprit a tendance à errer vers d'autres endroits à la poursuite des pensées d'anxiété, de peur, de bonheur, de tristesse, de soucis, de doutes, de plaisirs, de frustrations et de toute autre pensée qui peut surgir. Si l'attention à l'objet de la méditation n'est pas présente, elle restaure l'esprit dans le simple acte de marcher, puis commence à marcher de nouveau à l'autre extrémité du chemin.

Lorsque vous arrivez au milieu de la route, notez à nouveau : "Maintenant je suis au milieu de la route" et vérifiez si l'esprit est avec l'objet. Puis, une fois que vous arrivez au bout du chemin, écrivez mentalement "Où est l'esprit ? De cette façon, vous marchez en avant et en arrière conscient des sentiments qui vont et viennent. En marchant, rétablissez constamment votre attention, en attirant l'esprit vers l'arrière, en l'attirant vers l'intérieur, en le rendant conscient, en connaissant le sentiment à chaque instant comme il va et vient.

En gardant un œil sur les sensations et les sentiments sur la plante de vos pieds, vous constaterez que l'esprit est moins distrait. L'esprit devient moins enclin à aller dans les choses qui se passent autour de vous. Tu te calmes encore plus. L'esprit devient calme quand il se calme. Une fois que l'esprit est calme et calme, alors vous constaterez que la marche devient une activité trop grossière pour cette qualité d'esprit. Vous voudrez juste être tranquille. Alors arrêtez-vous et arrêtez-vous pour permettre à l'esprit de faire l'expérience de ce calme et de cette tranquillité.

Marcher implique la volonté mentale de bouger, et votre esprit peut être trop concentré sur l'objet de méditation pour bouger. Continuez la pratique debout. La méditation a à voir avec le travail de l'esprit, pas avec une posture particulière. La posture physique n'est qu'un moyen pratique d'améliorer le travail de l'esprit. Ce calme et cette tranquillité sont connus sous le nom de passaddhi ; c'est l'un des facteurs du Siècle des Lumières.

Concentration et tranquillité travaillent ensemble avec attention ; combinés aux facteurs énergétiques, à la recherche Dhamma, à la joie et à l'équanimité, ils forment les "Sept Facteurs d'Illumination". Quand dans la méditation l'esprit est calme, alors, en raison de ce calme, un sentiment de joie, d'extase et de béatitude va surgir. Le Bouddha a dit que la joie de la paix est le plus grand bonheur. Un esprit concentré fait l'expérience de cette paix, et cette paix peut être ressentie dans nos vies. Ayant développé la pratique de la marche méditative dans un contexte formel, alors quand nous marchons dans notre vie quotidienne en allant dans les tentes, en marchant d'une pièce à l'autre, nous pouvons utiliser cette activité de marche comme méditation. Nous pouvons être conscients simplement en marchant, simplement en étant dans ce processus. Nos esprits peuvent être calmes et en paix. C'est une façon de développer la concentration et la tranquillité dans notre vie quotidienne.

Si en faisant la méditation assise, l'esprit est rassuré avec un certain objet de méditation, alors vous pouvez utiliser ce même objet dans la méditation de marche. Cependant, avec certains objets subtils de méditation, comme la respiration, l'esprit doit d'abord avoir atteint un certain degré de stabilité dans ce calme. Si l'esprit n'est pas encore calme et que vous commencez à marcher en méditant en concentrant votre attention sur la respiration, ce sera difficile, car la respiration est un objet très subtil. Il est généralement préférable de commencer par un objet de méditation plus grossier, comme les sensations de sensations qui se manifestent dans les pieds. Il y a beaucoup d'objets de méditation qui passent bien de la posture assise à celle de la marche : par exemple, les Quatre de la Demeure Divine : la bonté aimante, la compassion, la joie appréciative et l'équité.

Au fur et à mesure que vous continuez, vous développez des pensées expansives basées sur l'amour bienveillant : "Que tous les êtres soient heureux, que tous les êtres soient en paix, que tous les êtres soient libres de toute souffrance. Vous pouvez utiliser la posture de marche comme complément à la position assise, en développant la méditation sur le même objet mais dans une posture différente.

Conclusion : Choisir un mantra

Si, en marchant en méditation, vous constatez que vous vous endormez, activez l'esprit, au lieu de le calmer, avec un mantra pour le rendre plus concentré et éveillé. Utilisez un mantra comme Buddho, en répétant le mot en silence encore et encore. Si l'esprit erre encore, alors il commence à dire Buddho très rapidement, et marche de haut en bas très vite. En marchant, récitez Buddho, Buddho, Buddho, Buddho, Buddho, Buddho. De cette façon, votre esprit peut se concentrer très rapidement. Laissez-moi vous raconter une histoire qui illustre l'efficacité d'un mantra. Lorsque Tan Ajahn Mun, le célèbre maître de méditation de la forêt, vivait dans le nord de la Thaïlande, les tribus des collines de la région ne savaient rien des moines méditants. Cependant, les membres de la tribu des collines sont très curieux. Quand ils l'ont vu marcher sur son chemin, ils l'ont suivi dans la file. Quand il s'est retourné au bout de la route, toute la ville se tenait là.

Ils s'étaient rendu compte qu'il marchait d'un côté à l'autre les yeux baissés et avaient supposé qu'il cherchait quelque chose. "Que cherchez-vous, Vénérable Seigneur ? Pouvons-nous vous aider à le trouver ?" Il répondit habilement : "Je cherche Bouddha, le Bouddha du cœur. Vous pouvez m'aider à le trouver en marchant le long de vos propres chemins à la recherche du Bouddha. Avec cette instruction simple et belle, beaucoup de ces villageois ont commencé à méditer, et Tan Ajahn Mun a dit qu'ils ont obtenu de merveilleux résultats.

> ### *Contemplation de la situation actuelle*

La recherche sur le dhamma est l'un des facteurs d'illumination. Contempler les enseignements et les lois de la nature peut être employé tout en marchant sur le chemin de la méditation. Cela ne signifie pas que l'on pense ou spécule au hasard. C'est plutôt la réflexion et la contemplation constantes de la Vérité, du Dhamma.

> ### Enquête sur l'impermanence

Par exemple, on peut contempler l'impermanence en observant le processus de changement et en voyant comment toutes les choses sont sujettes au changement. On développe une perception claire de l'émergence et de la disparition de toute expérience. La " vie " est un processus continu de survenue et de mort, et toute expérience conditionnée est soumise à cette loi de la nature. En contemplant cette Vérité, on voit les caractéristiques de l'existence. On voit que tout est sujet à changement. Tout est insatisfaisant. Toutes les choses ne sont pas le moi. On peut étudier ces caractéristiques fondamentales de la nature sur le chemin de la méditation à pied.

➢ *Générosité et vertu*

Le Bouddha soulignait continuellement l'importance de la générosité et de la vertu. Sur le chemin, on peut réfléchir sur sa propre vertu ou sur des actes de générosité. Montez et descendez et demandez-vous : "Aujourd'hui, quels actes de bonté ai-je posés ?"

Un professeur de méditation que j'ai connu a souvent dit que l'une des raisons pour lesquelles les méditants ne peuvent pas être calmes est qu'ils n'ont pas fait assez de bien pendant la journée. La bonté est un coussin pour la tranquillité, une base pour la paix. Si nous avons fait des actes de bonté au cours de la journée - après avoir dit un mot gentil, fait une bonne action, été généreux ou compatissant - alors l'esprit connaîtra la joie et l'extase. Ces actes de bonté, et le bonheur qui en découle, deviendront les facteurs conditionnant la concentration et la paix. Les pouvoirs de la bonté et de la générosité mènent au bonheur et c'est ce bonheur sain qui forme la base de la concentration et de la sagesse.

Le souvenir des bonnes œuvres est un sujet de méditation très approprié lorsque l'esprit est agité, agité, en colère ou frustré. Si l'esprit manque de paix, souvenez-vous de vos actions passées. Ce n'est pas dans le but de construire votre ego, mais pour la reconnaissance du pouvoir du bien et de la santé. Les actes de bonté, de vertu et de générosité apportent la joie à l'esprit, et la joie est un facteur d'illumination.

Souvenez-vous des actes de générosité ; réfléchissez aux bienfaits du don ; souvenez-vous de votre propre vertu ; contemplez la pureté de l'innocuité, la pureté de l'honnêteté, la pureté de la correction dans les relations sexuelles, la pureté de la vérité, la pureté de ne pas troubler l'esprit en évitant les intoxicants ; tous ces souvenirs peuvent servir comme objets de réflexion en cours de route.

Maintenant oui, je vous souhaite le meilleur dans vos résultats, et rappelez-vous que tout est pratique ; la théorie sans l'action ne vous est d'aucune utilité.

Un gros câlin, ton ami Jorge !

D'ailleurs, lorsque vous obtiendrez vos résultats petit à petit, je vous recommande vivement, si vous voulez apprendre à améliorer votre spiritualité personnelle et émotionnelle, mon livre sur "COMMENT ACCROÎTRE VOTRE SPIRITUALITÉ EMOTIONNELLE ET PERSONNELLE", est un livre qui je suis sûr vous aidera beaucoup sur votre chemin "de croissance personnelle, émotionnelle et spirituelle".

Sans plus attendre, vous pouvez le trouver dans le moteur de recherche Amazonien, comme : "Comment augmenter votre spiritualité émotionnelle et personnelle" ou en cherchant mon nom, comme : "Jorge O. Chiesa".... Encore une fois, je vous souhaite beaucoup de succès dans vos résultats !

www.ingramcontent.com/pod-product-compliance
Lightning Source LLC
Chambersburg PA
CBHW072023280526
45788CB00007B/2641